Comment bien perdre du poids En français/ How to lose weight well In French

Étapes faciles pour perdre du poids en mangeant

Table des matières

difficultés ou des dommages qui pourraient leur arriver après avoir pris les informations décrites ici.

En plus, les informations contenues dans les pages ont des raisons informatives uniquement et doivent donc être considérées comme universelles. Les informations présentées sont sans assurance quant à leur validité continue ou à leur qualité provisoire. Les marques de commerce mentionnées sont faites sans autorisation écrite et ne peuvent en aucun cas être considérées comme une approbation du titulaire de la marque

Introduction

Félicitations pour l'achat de ce livre et merci de l'avoir fait. Ce livre discutera des façons dont vous pouvez perdre du poids en mangeant bien. C'est un guide complet sur la bonne alimentation pour brûler les excès de graisse et atteindre un corps sain.

Les renflements du ventre ne sont pas agréables. Ils ne posent pas seulement un problème pour votre quotient de style, mais altèrent également votre personnalité globale. Des kilos de chair qui sortent des vêtements sont un rêve horrible pour beaucoup. Ce n'est pas une imagination agréable, même les personnes en surpoids. Pourtant, la plupart des personnes en surpoids savent qu'elles atteignent lentement ce stade.

L'obésité est une dure réalité de cette époque. Il a fermement saisi le monde moderne. Avec plus de 70% de la population américaine tombant dans la catégorie surpoids et 39,8% dans la catégorie obèse, le pronostic ne semble pas bon. Le pire, nous le savons. La partie effrayante, à plus grande échelle, est que les efforts pour lutter contre l'obésité se sont largement révélés inefficaces.

C'est une réalité que nous connaissons tous. Nous connaissons bien les effets néfastes de l'obésité. C'est une condition très désagréable.

L'obésité est une condition mortelle. C'est bien plus que simplement accumuler quelques kilos de chair en trop. Outre les problèmes de surpoids, l'obésité entraîne également de nombreux autres problèmes. L'hypertension, les maladies cardiovasculaires, les troubles métaboliques et d'autres problèmes similaires en font partie. Le poids supplémentaire provoque un stress supplémentaire sur vos articulations. Cela limite votre mouvement, par conséquent, limite également votre capacité à perdre du poids. Et pourtant, nous connaissons tous ces faits simples.

La vraie quête est la solution. Une idée brillante qui peut vous aider à vous débarrasser de ces kilos en trop - une solution qui peut vous aider à perdre du poids supplémentaire et également à le maintenir.

Cette seule quête a conduit au succès sans précédent de l'industrie de la perte de poids - une industrie qui a un marché de plus de 66 milliards de dollars aujourd'hui. En quelques décennies, passer de rien à des milliards de dollars est tout un bond. Il souligne également le fait que l'obésité est devenue un très gros problème tout récemment.

Cependant, le plus effrayant est que malgré la forte croissance de l'industrie de la perte de poids, le problème de l'obésité augmente également au même rythme. C'est un indicateur clair de l'inefficacité des mesures actuelles. Cela signifie que quelque chose ne va pas. Il y a une pièce importante du puzzle qui nous manque complètement.

Les gens sont tellement obsédés par l'idée de perdre du poids qu'ils sont prêts à adopter n'importe quelle mesure. Des régimes à la mode aux routines d'exercice meurtrières, des pilules contre l'obésité aux chirurgies de perte de poids, les gens sont prêts à aller aux extrêmes pour perdre du poids. Cependant, il y a un léger problème. Le poids revient et il continuera à revenir même après des tentatives répétées s'il n'y a pas de durabilité.

La principale raison de l'augmentation du taux d'obésité et du mécontentement du grand public est l'inefficacité des mesures de perte de poids. Soit les mesures de perte de poids ne donnent aucun résultat ou, plus encore, le poids revient après un certain temps de perte. Des régimes stricts, des routines d'exercices intensifs, des pilules, des chirurgies, des compléments alimentaires et d'autres mesures similaires peuvent aider à perdre du poids au départ, mais la plupart de ces mesures ne sont pas viables à long terme. Par conséquent, la rechute de poids se produit presque certainement.

Toutes ces personnes qui essaient de perdre du poids grâce à des méthodes rapides mais non viables risquent d'être déçues à la fin. Une chose cruciale que l'industrie de la perte de poids ne parvient clairement pas à transmettre est que le maintien d'un poids et d'un corps sains est un processus continu. Suivre un régime très strict pendant 15 jours ou 6 mois ne peut pas vous aider à rester en forme. Votre excès de poids n'est pas une maladie qui peut être guérie par une pilule. Lorsque vous essayez de perdre du poids ou de réduire les gonflements de graisse dans votre corps, vous essayez en fait d'aller à l'encontre du processus naturel de votre corps. Vous ne pouvez ni précipiter ce processus ni l'arrêter.

Votre corps continuera d'essayer d'accumuler du poids pendant toute la durée de votre vie. C'est dans l'instinct de survie du corps. Si vous voulez rester en forme et en bonne santé, vous devrez travailler toute votre vie pour garder le poids sous contrôle. Tout ce qui dépasse et au-delà est une mesure cosmétique et ne fonctionnera pas longtemps.

Le vrai problème avec les mesures de perte de poids comme les régimes à la mode, les routines d'exercice strictes et les longs plans de repas est que les gens ne peuvent pas les suivre très longtemps. Dès que vous quittez votre régime hypocalorique, vous avez envie de manger. Vous voulez compenser toute la nourriture et le goût que vous avez perdus. C'est contre-productif. Même si vous suivez un contrôle strict, votre corps continue de vous pousser.

Il en va de même pour les routines d'exercice. Pendant que vous pompez du fer dans la salle de sport, votre apport alimentaire augmente. Vous mangez plus de calories parce que vous brûlez plus. Votre appétit augmente. Cependant, dès que vous arrêtez de travailler, ces calories supplémentaires commencent à s'accumuler sous forme de graisse. Vous pouvez arrêter l'exercice sans préavis, mais il n'en va pas de même avec l'appétit. Le plus gros problème avec la plupart des mesures de perte de poids est qu'ils propagent la nourriture comme votre plus grand ennemi. La nourriture est projetée comme la principale raison de l'accumulation de graisse et par conséquent, tous les efforts sont faits pour limiter l'apport alimentaire.

La nourriture n'est pas votre ennemi mais une exigence de la vie. Vous ne pouvez pas perdre du poids et le maintenir aussi jusqu'à ce que vous acceptiez ce fait de tout cœur. Adopter la nourriture comme partenaire pour perdre du poids supplémentaire et maintenir un corps sain est la meilleure approche.

Ce livre présente une approche holistique de la perte de poids. L'un des principaux facteurs limitant la perte de poids n'est pas le type et la quantité d'aliments que nous mangeons, mais aussi notre psychologie globale. Ce livre vous expliquera ces facteurs et vous aidera à perdre du poids efficacement.

Trop de régimes à la mode, des plans alimentaires stricts et des routines d'exercices difficiles peuvent apporter des soulagements à court terme. Cependant, à long terme, de telles réussites ne brillent pas beaucoup. Ce livre vous servira de guide sur les moyens durables de perdre du poids en mangeant correctement. C'est le moyen le plus efficace de perdre du poids et de le maintenir. Nous ne pouvons pas nous attendre à rester en forme et en bonne santé en ayant des rancunes sur la nourriture. La meilleure façon d'avoir un corps sain est d'adopter la nourriture que nous mangeons. Vous serez en mesure d'identifier les bons aliments et les avantages qu'ils apportent.

L'un des principaux facteurs qui conduisent à un excès de poids est le besoin de nourriture. Bien que manger soit naturel pour tout être vivant, la soif ne l'est pas. C'est le résultat de mauvaises habitudes alimentaires et de mauvais choix alimentaires.

- ✓ Ce livre vous expliquera les moyens naturels d'éviter l'envie et la suralimentation.
- ✓ Il vous expliquera les avantages des aliments naturels pour perdre du poids et vous aidera à créer un régime alimentaire naturel.
- ✓ Dans ce livre, vous trouverez également de nombreuses idées de petit-déjeuner, de déjeuner et de dîner pour vous garder en forme et en bonne santé.
- ✓ Vous apprendrez également à connaître les fruits sains à ajouter à votre repas pour de meilleurs résultats.
- ✓ Un plan de perte de poids sain est celui qui conduit à une combustion plus rapide des graisses et ralentit la perte musculaire. Ce livre vous donnera exactement la même chose.
- ✓ Vous pouvez obtenir tout cela sans écraser les régimes alimentaires et les régimes alimentaires malsains.

Lisez simplement le livre et adoptez l'idée d'une vie saine en mangeant bien.

Il existe de nombreux livres sur ce sujet sur le marché, merci encore d'avoir choisi celui-ci! Tous les efforts ont été faits pour s'assurer qu'il contient le plus d'informations utiles possible. Amusez-vous!

Chapitre 1: Comprendre la psychologie de la perte de poids

La perte de poids est un objectif important. La santé est doit être d'une importance capitale pour tous. Si votre santé commence à vous déprécier, alors profiter d'autres plaisirs de la vie devient difficile. L'excès de poids est l'un des plus grands obstacles à une bonne santé.

L'excès de poids affecte non seulement votre personnalité et vos performances, mais affecte également votre psychologie et votre attitude. Cependant, la plupart d'entre nous ne le regardons pas de la bonne manière. La plupart des gens essaient de faire de leur excès de poids un bouc émissaire pour tout ce qui a mal tourné dans leur vie.

Il est facile de blâmer des choses qui ne vous répondront pas. Mais, si vous regardez de plus près, vous constaterez que l'excès de poids n'apporte pas nécessairement de mauvaises choses dans votre vie. C'est généralement l'inverse et l'accumulation de poids est la conséquence de mauvaises habitudes de vie. Ainsi, si vous commencez à améliorer les choses dans la vie, les problèmes de poids peuvent être résolus plus facilement.

Dans la hâte de perdre du poids, nous avons tendance à négliger les facteurs qui mènent au gain de poids en premier lieu. Nous devrons admettre et comprendre le fait que le cerveau humain fonctionne de manière très sophistiquée. La première priorité du cerveau est de vous garder en vie dans toutes les situations. Il regarde les choses sous un angle très différent. Votre corps est une machine coordonnée qui prend toutes les mesures nécessaires pour assurer sa survie. Par conséquent, il commence à accumuler de l'énergie s'il détecte un stress ou un danger. Par conséquent, ignorer même les petites choses peut avoir un impact énorme sur votre poids.

Si vous souhaitez perdre du poids, il est important que vous compreniez les facteurs qui affectent votre poids. Ignorer ces facteurs entraînera des échecs et des déceptions.

Le Stress

Vivre la vie d'un sage n'est pas une option de nos jours. C'est l'ère de la compétition. Il en a toujours été ainsi car toute la théorie de l'évolution est basée sur le principe de «survie du plus apte». Pourtant, la compétition a atteint une toute nouvelle dimension dans le monde moderne. Vous devez exceller à l'école ainsi que sur votre lieu de travail. Vous devez être meilleur que vos pairs et travailler plus dur. Respectez les délais et soyez plus performant. Cependant, cette concurrence féroce détourne votre attention de la santé et cède la place au stress. Les deux choses sont mauvaises pour vous.

Le stress n'est pas bon pour vous. Cela affecte non seulement votre cœur et votre cerveau, mais également votre poids de plusieurs façons. Lorsque vous êtes stressé, votre corps commence à libérer une hormone du stress appelée «cortisol». Cette hormone cause divers problèmes, mais le plus important est qu'elle signale à votre corps d'augmenter le stockage des graisses. Donc, si vous vivez une vie stressante, cette hormone sabotera tous vos efforts pour perdre du poids.

Les personnes menant une vie stressante trouvent également un grand réconfort dans la nourriture, car elle est distrayante et soulageante. Les situations stressantes invoquent une réaction de combat ou de fuite. Cela augmente le besoin de consommer plus de calories. Les gens finissent par manger des aliments sucrés et gras dans de telles circonstances. Ils conduisent tous à un apport calorique excessif qui est totalement inutile. Votre corps est déjà en mode de combustion faible en gras en raison d'une libération élevé de cortisol; par conséquent, toutes ces calories finissent par être stockées sous forme de graisse. Les sucreries et les aliments gras transformés que vous aimez tant dans de telles situations créent une dépendance et vous avez tendance à développer rapidement un goût et une envie de les manger. Cela conduit à une prise de poids plus rapide.

En cette ère de compétition, il ne serait pas pratique de conseiller de mener une vie sans stress. Cependant, essayer de réduire le stress est une chose très pratique et faisable. Si vous voulez vraiment que vos efforts de perte de poids fonctionnent et soient en forme, essayez de gérer le stress avec sagesse. C'est un démon qui causera plus de dégâts que vous ne le pensez.

Il existe plusieurs façons de réduire votre niveau de stress. Profiter de votre temps avec vos amis et votre famille, méditer, faire de l'exercice léger et vous adonner à des activités récréatives peut vous aider à réduire considérablement votre niveau de stress. Non seulement vous vous sentirez mieux, mais vous perdrez également du poids beaucoup plus rapidement. N'oubliez pas que perdre du poids ne consiste pas simplement à ajuster votre apport calorique. Votre corps a la capacité de diminuer ou d'augmenter le métabolisme selon ses besoins. Si vous menez une vie stressante, manger moins de calories peut également ne pas vous aider beaucoup à perdre du poids. Votre corps commencera à en conserver chaque élément. Plus vous êtes détendu, meilleur sera votre métabolisme.

Le Plaisir

C'est simplement le phénomène opposé du stress. Cela vous détend, vous et votre corps aussi. Si vous êtes de bonne humeur, vous réagissez mieux aux situations de la vie réelle. De la même manière, le plaisir détend aussi votre corps. La libération de cortisol diminue et votre corps sort du mode survie. Il peut augmenter en toute sécurité le taux métabolique, car il ne détecte aucun danger pour la conservation de l'énergie. Votre intestin commence à mieux fonctionner et digère facilement les aliments. La première étape vers un corps sain est de se détendre. Au moins pendant que vous mangez, détournez votre esprit des choses stressantes. Donnez à votre esprit le temps d'apprécier la nourriture. Plus vous sentez, sentez et appréciez la nourriture, mieux votre corps sera capable de la traiter efficacement.

Si vous appréciez l'arôme de la nourriture avant de la manger, votre système digestif se met en surmenage. Il commencera à pomper les sucs digestifs et vous pourrez digérer rapidement les aliments. Prendre un moment pour savourer les aliments conduit à un accomplissement assez rapide. Vous n'aurez pas de fringales fréquentes.

L'État d'esprit

La nourriture vous donne de l'énergie. Si vous en mangez en excès, cela entraînera un excès de poids. Ce n'est pas la nourriture qui conduit à prendre du poids votre comportement négligent à son égard. Il est très important que vous commenciez à regarder la nourriture avec une approche positive.

Manger le bon type de choses dans les bonnes proportions vous rendra en bonne santé et vous aidera également à perdre du poids.

Certaines personnes rejettent catégoriquement certains types d'aliments et en préconisent fortement d'autres. C'est une approche qui peut être nuisible. Au final, ce n'est pas l'aliment qui cause la prise de poids mais sa consommation excessive. Tous les aliments contiennent l'un ou l'autre des nutriments et vous en avez tous besoin dans certaines proportions. L'important est de comprendre ces proportions et de s'y tenir.

Vous devrez accepter le fait que vous ne pouvez pas perdre du poids en évitant simplement la nourriture, comme le suggèrent la plupart des régimes. Cette stratégie ne fonctionne pas longtemps. Vivre avec un régime hypocalorique toute la vie est non seulement difficile, mais également irréalisable.

Vous devrez développer un état d'esprit dans lequel vous reconnaissez les avantages des produits alimentaires et les consommez de manière proportionnée. Cela vous aidera à perdre du poids et à le maintenir facilement.

Les gens veulent perdre du poids mais n'obtiennent pas la bonne façon de le faire et donc ils le recherchent dans toutes les directions. L'industrie florissante de la perte de poids en est un brillant exemple.

Vous ne pouvez pas devenir en bonne santé en évitant la nourriture ou en adoptant des méthodes superficielles pour brûler les graisses. Vous ne pouvez pas rester indéfiniment sur des régimes caloriques restrictifs. Pompage régulier du fer dans la salle de sport n'est pas non plus une option pour la plupart des gens, car ils doivent répondre à d'autres besoins importants de la vie et de la famille. La meilleure option devant vous dans de telles circonstances est de faire de la nourriture votre partenaire pour perdre du poids.

Des choix alimentaires sains et de bonnes habitudes alimentaires peuvent vous aider à profiter de votre vie tout en la gardant savoureuse. L'industrie de la perte de poids a créé un mythe selon lequel la perte de poids est un processus difficile qui ne peut être atteint qu'en mangeant des aliments sans goût et en sacrifiant vos plaisirs gustatifs. Toute leur idée fait de la perte de poids une activité très difficile.

Si vous voulez perdre du poids, vous devrez comprendre la psychologie de la perte de poids. Si vous êtes trop stressé par votre poids, votre processus de perte de poids ralentira. Plus vous restez sans stress, plus vous perdrez du poids rapidement. Vous devrez accepter davantage le pouvoir de la nourriture. Cela peut vous aider à perdre du poids sans trop de bruit. Vous devez simplement choisir la bonne nourriture à manger et adopter un mode de vie sain. Plus ces choses restent naturelles, plus votre perte de poids sera durable.

Motivation

La motivation est le carburant du succès. La bonne motivation vous permet de continuer quels que soient les défis. Le plus gros problème de la perte de poids se présente sous la forme de la correction de certaines mauvaises habitudes de vie. Si vous n'avez pas la bonne motivation, vous pouvez facilement céder à la tentation et toute votre tentative de perte de poids ira pour un tirage au sort. Si vous avez une forte motivation pour perdre du poids, vous pourrez facilement vaincre les tentations. Trouvez une forte motivation pour perdre du poids et continuez à y travailler à un rythme soutenu.

Vous pouvez facilement perdre du poids si vous faites des choix alimentaires sains et adoptez de bonnes habitudes alimentaires.

Le chapitre suivant présente quelques conseils alimentaires importants qui peuvent vous aider à perdre du poids facilement.

Chapitre 2: Points clés à considérer pour une alimentation saine

La plupart des gens croient pouvoir contrôler leur poids en régulant simplement le nombre de calories qu'ils consomment. C'est une fausse idée. Bien qu'il soit un fait que les calories supplémentaires ajoutent du gras, mais toutes les calories ne sont pas les mêmes. Différents aliments contiennent bien plus que de simples calories. Si vous voulez perdre du poids en mangeant bien, vous devrez alors adopter de saines habitudes alimentaires.

Une alimentation saine signifie ajouter les bons aliments qui vous donnent les nutriments nécessaires. Manger des aliments qui vous donnent des calories vides ne fera qu'ajouter au poids. Les aliments qui augmentent les niveaux d'insuline ne vous aideront pas non plus à perdre du poids. Par conséquent, il est important que vous adoptiez de bonnes habitudes alimentaires pour des résultats plus rapides.

Focus sur la fibre

La fibre est la clé de la perte de poids. C'est un ingrédient alimentaire qui peut vous aider à perdre du poids de plusieurs façons.

Les fibres des fruits, des légumes et des aliments entiers sont lentes à digérer. Il est bon pour votre intestin et remplit rapidement votre estomac et le tient occupé pendant longtemps. Cela aide à éviter les envies de nourriture et améliore votre système digestif. En dehors de cela, les légumes riches en fibres sont faibles en calories et vous n'avez donc aucun risque d'ajouter du poids supplémentaire en mangeant des fibres. Les légumes à feuilles vertes contiennent beaucoup de fibres et de minéraux, mais des calories négligeables. Vous pouvez en manger autant que vous le souhaitez sans vous soucier du poids. Outre les fruits et légumes, les grains entiers sont également une riche source de fibres. Les fibres alimentaires sont non seulement bonnes pour votre système de digestion, mais elles aident également à garder vos niveaux d'insuline sous contrôle.

Avoir un coup de cœur pour les aliments entiers

Les grains entiers sont excellents. Ils sont une riche source de glucides. Bien que les glucides soient annoncés comme interdits par la plupart des experts de la santé, les grains entiers sont bons. Outre les glucides, les grains entiers fournissent également beaucoup de fibres alimentaires, ainsi que des oligo-éléments comme les vitamines et les minéraux. Ceux-ci sont très importants pour votre bien-être et il existe de nombreux nutriments qui ne proviennent pas d'autres sources.

Les fibres alimentaires contenues dans les grains entiers maintiennent votre système digestif sain et engagé. Cela réduira non seulement votre poids, mais également le risque de problèmes graves tels que l'hypertension, les maladies cardiaques et les problèmes digestifs.

Des graisses saines sont importantes

L'industrie de la perte de poids a diabolisé la graisse et le cholestérol comme étant la cause première de tout mal. C'est faux. La graisse est très importante. En fait, votre corps ne peut pas fonctionner correctement sans graisse et cholestérol. Les graisses et le cholestérol sont des éléments constitutifs des hormones de votre corps. Cela ne fonctionnera pas sans graisse. Les graisses fournissent une énergie durable à votre corps.

Cependant, comme toutes les graisses ne sont pas mauvaises, la plupart des graisses ne sont pas bonnes non plus. La mauvaise qualité des graisses consommées en mangeant des aliments frits, des sauces et des huiles hydrogénées est très malsaine. Cela augmentera votre poids et accélérera le processus d'obstruction de vos artères.

Pour rester en bonne santé, vous devez consommer des graisses saines. Les poissons gras, les noix, l'huile d'olive, les avocats et autres vous fournissent les graisses saines nécessaires. Vous devez les accepter pour rester en bonne santé et en forme.

Ne manquez pas les protéines

Les protéines sont la pierre angulaire des muscles. Lorsque vous commencez à perdre du poids, vous ne perdez pas simplement de la graisse, mais aussi beaucoup de masse musculaire. Cela peut causer des problèmes si vous ne consommez pas de protéines en bonne quantité.

Avoir un régime riche en protéines a également un avantage supplémentaire; cela vous fait vous sentir rassasié plus rapidement. Un régime riche en protéines signifie que vous atteindrez la satiété plus tôt et que vous n'aurez pas de fringales. Cependant, vous devez vous rappeler que les protéines contiennent également des calories et que vous devez donc suivre le chemin avec prudence.

Évitez le sucre raffiné à tout prix

Le sucre ajouté sous toutes ses formes est mauvais pour la santé. Le sucre raffiné augmente non seulement votre taux d'insuline, mais il décharge également beaucoup de calories vides, qui sont toutes deux mauvaises. Si vous voulez perdre du poids rapidement et maintenir un mode de vie sain, la réduction du sucre raffiné devrait être votre première étape. Si vous avez la dent sucrée, recherchez des édulcorants naturels comme les fruits. Ils sont sucrés mais contiennent du fructose qui est sain.

Le sucre raffiné crée une dépendance. Plus vous en mangez, plus vous en voudriez très bientôt. Cela signifie que vous n'en aurez jamais assez. Vos plans de perte de poids seront rejetés. La meilleure façon d'éviter la tentation est de rester complètement loin d'eux. Même une petite quantité de sucre raffiné continuera de vous causer des problèmes.

Les aliments transformés constituent un obstacle majeur pour éviter le sucre raffiné. Ils ont de grandes quantités de sucre raffiné pour ajouter du goût. Cela les rend malsains et évitables. Si vous souhaitez perdre du poids, vous devrez également réduire votre consommation d'aliments transformés.

Éloignez-vous des calories faciles

Simplifier votre alimentation n'est peut-être pas la meilleure solution pour vous à tout moment. Lorsque votre corps prend du temps à digérer quelque chose, il brûle des calories. Votre métabolisme augmente et le processus de perte de poids se met en place. Par conséquent, il est préférable de manger des aliments aussi proches que possible de leur état naturel. Bien que cela ne signifie pas que vous devez manger des aliments entiers crus ou des légumes non cuits, essayez toujours de le suivre aussi étroitement que possible.

Lorsque vous mangez un fruit à l'état naturel, il faut du temps pour être digéré. La libération de calories est lente et votre système digestif reste engagé à envoyer un signal de satiété. Cependant, si vous buvez le jus du même fruit, l'afflux de calories est élevé et soudain, mais de courte durée. Vous aurez bientôt faim et consommerez plus de calories, mais inutiles.

Il en va de même pour toutes sortes de boissons santé, de boissons gazeuses et autres. Ils ajoutent tous des calories supplémentaires à votre corps sans rien apporter à votre système digestif. Vos niveaux d'insuline restent élevés et le sucre ajouté dans ces boissons entraîne des fringales.

Peu importe ce que dit l'étiquette de la boisson énergisante. Si elle a un goût ou une saveur quelconque, elle n'est pas naturelle et doit être évitée. Toutes les boissons énergisantes et les boissons zéro calorie comportent ce risque. Si vous avez soif et déshydraté, buvez de l'eau et rien d'autre.

N'essayez pas de simplifier votre alimentation. Manger des aliments aussi proches que possible de leur état naturel est la meilleure façon de perdre du poids. Plus votre système digestif met du temps à le traiter, c'est mieux.

Les glucides raffinés sont mauvais

Les calories vides sous toutes leurs formes sont mauvaises et les glucides raffinés vous apportent cela. Les glucides raffinés manquent de fibres et de nutriments essentiels et vous chargent de calories. Ils sont mauvais pour votre système digestif et augmentent votre taux d'insuline.

Ils soulèvent trop de drapeaux rouges en ce qui concerne votre santé et, par conséquent, vous devez éviter autant que possible les glucides raffinés.

Une alimentation consciente est la clé

L'une des principales raisons de la frénésie alimentaire est une alimentation irréfléchie. Ce n'est pas le goût, l'odeur, la faim ou l'envie qui conduit à une alimentation excessive; c'est simplement être inconscient des inconvénients de manger plus. Lorsque vous faites moins attention à la nourriture et à la quantité que vous mangez, tous les avantages sont perdus.

Manger est une activité importante. C'est essentiel pour votre survie. Manger en regardant la télévision ou en parlant peut vous détourner de l'esprit et entraîner une suralimentation. Vous voudriez éviter cela si vous essayez de perdre du poids.

Surveillez toujours les choses que vous mangez et soyez prudent quant à la quantité.

Chapitre 3: Comment arrêter de suivre un régime et d'autres régimes alimentaires stricts

Le fait est que les régimes alimentaires et les plans alimentaires stricts sont des stratégies de perte de poids à court terme et ne fonctionnent pas à long terme. Les régimes sont restrictifs et tout ce qui est restrictif va à l'encontre de la nature humaine. Dès que les gens abandonnent leur régime, ils commencent à prendre du poids. Même s'ils restent un peu plus longtemps sur un régime alimentaire, les résultats commencent à baisser. Regarder votre travail s'évanouir peut être frustrant.

Cependant, certaines personnes aiment toujours suivre des régimes et des plans alimentaires stricts, car cela leur donne un sentiment de contrôle. Ils ont le sentiment de diriger leur vie dans la direction qu'ils souhaitent. Mais, ce sentiment devient vite contre-productif lorsqu'ils atteignent un plateau. Cela ajoute non seulement à l'exaspération, mais conduit également au stress. Certaines personnes aiment toujours s'en tenir à un régime car elles sentent qu'elles deviendront vulnérables une fois qu'elles auront cessé de suivre un régime. C'est un sentiment négatif.

La nourriture est une partie importante de la vie et l'imaginer comme un méchant ne fonctionnera pas. Vous devrez abandonner les plans de régime si vous voulez perdre du poids et le maintenir avec succès.

Les régimes alimentaires et les plans alimentaires restrictifs sont conçus pour aller à l'encontre de la constitution humaine. Notre corps passe en mode survie dès que nous réduisons notre apport calorique. Il réduit le taux métabolique et notre corps s'adapte à l'apport hypocalorique. Ainsi, bien que les régimes semblent fonctionner au début, ils deviennent inefficaces sur une période. Si vous suivez un régime alimentaire à court terme, vous pourriez ressentir un peu de perte de poids. Généralement, c'est le poids de l'eau qui diminue mais qui rebondit très vite. Les personnes au régime ont tendance à se livrer à une alimentation excessive en raison de leur instinct naturel, ce qui entraîne également une prise de poids excessive très rapidement.

La meilleure façon de perdre du poids et de le maintenir pendant une longue période est d'arrêter de suivre un régime ou de suivre d'autres plans alimentaires stricts. Bien manger et suivre un régime alimentaire sain vous aidera beaucoup plus efficacement à perdre du poids.

Ainsi, même si vous vous êtes livré à une alimentation excessive après avoir arrêté un régime, la meilleure chose à faire est de ne pas suivre un autre régime. Vous pourriez vous sentir tenté de le faire, mais c'est une mauvaise décision. La nourriture est une exigence de la vie et notre corps peut la traiter. Vous pouvez vous entraîner un peu plus et gérer ces calories supplémentaires. Votre métabolisme des graisses sera meilleur si vous arrêtez de vous soucier de quelques calories supplémentaires. Le stress est mauvais pour brûler les graisses. Alors, acceptez le fait que vous avez mangé des calories supplémentaires et passez à autre chose. Lorsque vous ne suivez pas de régime, vous êtes libre de tout manger, car il n'y a aucune restriction. Cela rendra les aliments moins séduisants ou moins attrayants pour vous. C'est la première étape vers le succès. Vous pouvez choisir de manger ou de ne rien manger sans culpabilité. Cela fonctionne mieux que n'importe quel régime pour votre corps.

Les personnes qui suivent un régime alimentaire depuis longtemps peuvent trouver cela difficile, mais c'est le fait. Suivre un régime ne donnera pas de résultats. Vous n'obtiendrez des résultats que si vous suivez une alimentation saine.

Problèmes techniques avec les plans de régime

La plupart des régimes alimentaires se concentrent sur une partie du problème, à savoir l'apport calorique élevé. Ils travaillent sur la réduction de l'apport calorique. Cependant, ce n'est pas la meilleure chose à faire. Tout ce que nous mangeons ajoute des calories à notre corps. Ces calories nous aident à faire fonctionner le corps et les calories supplémentaires s'accumulent sous forme de graisse. Mais toutes les calories ne sont pas égales. Par exemple, considérons les macronutriments.

❖ **Glucides**

Les glucides sont le principal carburant énergétique. Plus nous consommons de glucides, plus notre approvisionnement en calories est facile. Réduire l'apport en glucides rendra la production d'énergie difficile. Ainsi, réduire judicieusement l'apport en glucides est une sage décision.

❖ **Protéine**

L'apport en protéines ajoute également des calories mais a une fonction très différente. Les protéines sont nécessaires pour la construction musculaire. Si vous réduisez votre apport en protéines lors d'un régime, vous rencontrerez des problèmes de renforcement musculaire. Si vous réduisez trop votre apport en glucides, votre corps commencera à manger vos muscles pour l'énergie. C'est pourquoi un régime alimentaire très strict entraînera une perte musculaire. Les protéines doivent faire partie de votre repas de manière équilibrée.

❖ Gras

La graisse est un autre macronutriment important. Il joue plusieurs fonctions importantes dans votre corps. Toutes les hormones sont fabriquées à partir de cholestérol et c'est un produit de graisse. Par conséquent, votre corps ne peut pas survivre sans l'apport en graisses. Réduire l'apport en graisses peut s'avérer préjudiciable à votre santé. Des taux élevés de graisses et de cholestérol peuvent vous causer des problèmes, mais cela ne vient pas de vos graisses saines. Le cholestérol alimentaire est sans danger. Si vous supprimez les graisses saines de votre alimentation, cela sera mauvais pour votre santé.

Le vrai problème avec les régimes est qu'ils éliminent généralement tous ces macronutriments et finissent donc par ruiner votre santé.

L'industrie de la perte de poids et les entreprises de fabrication de produits alimentaires ont projeté la graisse comme le vrai diable. Il a été établi dans la perception commune que si vous mangez de la graisse, vous grossissez. C'est une idée absurde. L'humanité survit grâce à la graisse depuis des milliers d'années. La graisse est la principale source de nourriture des êtres humains depuis le début et nous l'avons même fait à travers les âges sombres. Une chose qui a été ajoutée très récemment est la principale cause du problème d'obésité et c'est le SUCRE raffiné. L'humanité n'a pas eu accès au sucre raffiné pendant des siècles. C'est un ajout récent à notre nourriture. En fait, la tendance des aliments transformés est également une cause très récente et majeure du problème. Une forte dépendance aux aliments transformés a apporté beaucoup de sucre raffiné dans nos vies et nous sommes devenus plus gros depuis.

Les régimes essaient de cibler le problème d'une mauvaise manière. Vous pouvez réduire votre apport calorique, mais vous ne pouvez pas forcer votre corps à brûler ses graisses, pas tant qu'il n'a pas reçu les bons signaux du cerveau. La principale hormone responsable du stockage des graisses est l'insuline. Tant qu'il n'y a pas d'insuline présente dans votre circulation sanguine, votre corps ne commencera pas à brûler les graisses. L'insuline continue d'envoyer un signal à vos cellules graisseuses indiquant qu'il y a une abondance de nourriture et qu'elles doivent stocker les graisses. Si vous voulez brûler des graisses, vous devrez trouver des moyens de vous assurer que votre libération d'insuline est régulée. Les glucides augmentent facilement votre taux d'insuline. Le sucre raffiné perturbe sérieusement les niveaux d'insuline. Mais la graisse ne conduit pas à la libération d'insuline. Par conséquent, le régime gras n'est pas le problème; Un régime faible en gras est le vrai coupable car il contient beaucoup de sucre ajouté. Si vous souhaitez réduire votre poids, vous devrez réguler votre taux d'insuline et votre apport en glucides. Réduire l'apport en graisses et en protéines ne fera que causer des problèmes. Les régimes et les plans alimentaires stricts créent également une envie de nourriture en vous. De tels plans ne peuvent pas être suivis longtemps et lorsque vous en sortez, vous commencez à prendre du poids rapidement. La meilleure façon d'éviter de telles situations est d'arrêter de suivre un régime et de commencer à suivre une alimentation saine.

La première étape vers une alimentation saine est de minimiser la consommation d'aliments transformés. Votre objectif ne doit pas être simplement de minimiser la consommation de calories, mais de manger les bonnes choses. Ce n'est qu'en mangeant bien que l'on peut perdre du poids.

Il est important de préciser dans votre esprit que votre corps a évolué au fil des siècles. Il dispose d'un système très sophistiqué conçu pour prolonger la survie. Si vous envisagez de réduire le poids en survivant, vous vous dirigez vers l'échec et le voyage est forcément douloureux. Au fur et à mesure que vous réduisez votre apport calorique, le corps abaisse le métabolisme pour réduire la consommation d'énergie. Cela lui donne plus de temps pour survivre. L'humanité n'a pas survécu sans mérite aux inondations, aux sécheresses et aux famines.

Si vous voulez déterminer votre poids, vous devrez frapper la graisse de la bonne manière. Déclencher les hormones qui aident à brûler les graisses est le meilleur moyen d'assurer une perte de poids. Votre corps ne commencera à brûler les réserves de graisse que s'il est sûr qu'il n'est pas en danger ou qu'il n'y a pas de pénurie d'énergie.

L'insuline est l'hormone clé qui bloque tout type de combustion des graisses. Si vous voulez perdre du poids, vous devrez réguler les niveaux d'insuline dans votre corps. Une pénurie ou un excès de nourriture ne fera que provoquer des niveaux d'insuline erratiques et cela doit être évité à tout prix.

La fonction principale de l'insuline est de faciliter l'absorption de la glycémie. Les aliments qui prennent du temps à être digérés et ne provoquent pas de pics d'insuline soudains sont les meilleurs.

Le sucre raffiné est en tête de la liste des aliments à éviter. Si vous aimez manger des sucreries ou des aliments transformés, votre taux d'insuline sera forcément erratique. Les aliments riches en fibres sont les meilleurs pour normaliser votre taux d'insuline. Ils prennent du temps à être digérés et ne provoquent pas de pics d'insuline soudains.

Choisir des aliments sains riches en fibres, en minéraux et en vitamines vous aidera beaucoup. Les légumes à feuilles vertes se démarquent sur la liste, car ils sont riches en minéraux et en fibres et ajoutent une quantité négligeable de calories.

Les gens adoptent généralement des régimes alimentaires car ils ne sont pas satisfaits de leur corps et veulent reprendre le contrôle. Cependant, les régimes peuvent causer du stress et de l'anxiété en raison de la lenteur des progrès. Ils mènent également à la peur de l'échec qui n'est bon ni pour votre physique ni pour votre esprit. Les régimes vous limitent et entraînent des fringales qui peuvent être éprouvantes sur le plan émotionnel. Manger quelque chose qui ne figure pas sur la liste peut également céder la place à une conscience coupable. Perdre du poids à de telles conditions est malsain. Il y aura forcément un rebond même si vous perdez du poids grâce à de telles mesures.

La meilleure façon de sortir des régimes est de comprendre que vous ne pouvez perdre du poids de manière durable que si vous suivez une routine saine, une routine qui peut durer longtemps et qui ne cause pas autant d'anxiété mentale et émotionnelle. Éviter la nourriture n'est pas la solution mais un problème.

Si vous mangez avec une alimentation saine et équilibrée, vous pouvez facilement perdre du poids.

La première chose à faire est d'éviter la consommation de sucre raffiné. Cela signifie que les aliments transformés doivent être consommés avec une grande prudence. Plus vous mangez de produits alimentaires naturels, mieux ce sera pour vos objectifs de perte de poids.

Le sucre raffiné crée une dépendance et crée une envie de nourriture. Cela conduit à une accumulation de calories vides qui ne font rien d'autre que d'augmenter vos niveaux d'insuline. Vous devez éviter ces aliments.

Les boissons gazeuses, les sodas, les boissons énergisantes et l'alcool contiennent de grandes quantités de sucre. Vous devez les éviter autant que possible. Ils augmenteront non seulement votre taux de sucre dans le sang, mais vous donneront également envie d'en avoir plus très souvent.

Éviter les aliments faibles en gras est également une bonne idée. Les aliments faibles en gras contiennent beaucoup de sucre ajouté, car sans gras, les aliments commencent à avoir un mauvais goût. Pour compenser la perte de goût des produits alimentaires, les fabricants les chargent avec du sucre ajouté. C'est une bonne raison d'abandonner les aliments faibles en gras. Vous devez vous en tenir aux fruits, légumes et grains entiers naturels; ils vous fourniront tous les macronutriments nécessaires et vous aideront à réguler les niveaux d'insuline.

L'insuline est la clé de la perte de poids. C'est la clé de la santé. Vous devrez adopter des aliments qui vous aideront à contrôler votre taux d'insuline.

La pleine conscience en mangeant vous aidera beaucoup à perdre du poids. Votre objectif devrait être de consommer les quantités de calories requises avec un bon équilibre de tous les macronutriments. Réduire simplement les calories ne fonctionnerait pas. Réduire les calories signifie réduire les protéines ainsi que les graisses. Cela peut être malsain. Vous ne voulez pas seulement perdre du poids, mais aussi être en forme et en bonne santé. Une alimentation malsaine ne peut pas vous rendre en bonne santé.

La meilleure façon de battre le poids est de rester heureux et satisfait. Plus vous acceptez la nourriture, moins elle sera problématique pour vous.

Chapitre 4: Apprenez les moyens de supprimer les envies et la frénésie excessive

La soif de nourriture est l'un des plus grands ennemis des mesures de perte de poids. Votre envie de nourriture peut vous obliger à manger des choses malsaines qui ne font que prendre du poids. C'est un sentiment irrésistible qui mène à la culpabilité et au stress plus tard.

Apprendre à faire face à la forte envie de manger ou aux fringales est une chose importante. La soif de nourriture ne vient pas du vide. Certaines personnes prennent sur elles qu'elles ne peuvent pas contrôler leurs envies. Il n'est pas nécessaire d'être si dur avec vous-même. Les envies sont autant un phénomène physiologique qu'émotionnelles.

Lorsque vous n'avez pas mangé depuis un certain temps, vous commencez à avoir faim, c'est normal. Mais il y a des moments où vous n'avez même pas particulièrement faim, mais que vous voulez manger quelque chose. Il peut y avoir des moments où vous avez mangé à satiété, mais vous voulez continuer à manger plus. C'est la soif.

Envie de plus de nourriture peut résulter de vos besoins énergétiques exagérés. Cependant, si tel est le cas, vous le saurez et il n'y a aucune raison de s'inquiéter. Mais, si vos besoins énergétiques sont les mêmes et que vous ressentez toujours des envies de nourriture fréquentes, il peut y avoir plusieurs raisons à cela que vous devez comprendre.

Quelques causes importantes de fringales inexpliquées

Mauvais aliments

Presque toujours, les envies sont pour les sucreries et les aliments transformés. La malbouffe et les aliments transformés contiennent beaucoup de sucre ajouté. Ce sucre crée une dépendance et vous donne envie d'en avoir plus. Plus vous en mangerez, plus vous aurez envie de les manger. Ils continueront de vous entraîner vers le bas. Il n'y a aucun moyen de les contourner. Contrôler votre consommation de sucre raffiné est le meilleur moyen de supprimer les fringales. Si vous avez souvent envie de sucreries, vous devriez passer aux fruits. Les fruits contiennent du fructose qui peut facilement être traité par votre corps. Outre le fructose, les fruits contiennent également beaucoup de fibres. Vous vous sentirez satisfait après avoir mangé de relativement petites quantités de fruits. Cela vous aidera à combattre vos envies de sucreries.

Les aliments transformés et les fast-foods peuvent vous donner envie de plus. Ils contiennent beaucoup de calories vides. La grande quantité de sucre ajouté rend ces aliments savoureux et vous voulez en manger plus. Ce sont des aliments malsains et en plus des calories, ces aliments contiennent également beaucoup de mauvais cholestérol. Les éviter est la meilleure façon de supprimer les fringales. Plus vous restez loin de ces aliments, moins vous en aurez envie.

Déséquilibre hormonal

La leptine est une hormone importante dans votre corps qui induit la satiété. Il envoie des signaux à votre cerveau que vous avez suffisamment mangé et que vous n'avez pas besoin de manger plus. Cependant, l'inflammation des cellules graisseuses peut entraîner une libération de leptine non régulée. Ce phénomène peut déclencher une résistance à la leptine et vous pouvez avoir des envies de nourriture même après avoir mangé. Manger des aliments anti-inflammatoires sains et maintenir un mode de vie sain peut vous aider à faire face à ce problème.

Le Stress

Le stress est une des principales causes de fringale. Certaines personnes essaient de trouver du réconfort dans la nourriture lorsqu'elles se trouvent dans des situations stressantes. D'autres considèrent à tort que la nourriture est une solution à leur dépression. C'est faux et s'en sortir est très important. Ignorer ces envies peut entraîner une prise de poids importante. La nourriture ne peut pas être une solution à vos problèmes émotionnels. Au contraire, cela aggravera les problèmes émotionnels de plusieurs manières. Obtenir l'aide d'un expert est la meilleure façon de sortir du stress car la nourriture ne peut pas être la solution.

Choisir des aliments sains plutôt que de la malbouffe est le meilleur moyen de gérer les fringales. Si vous avez des envies d'aliments spécifiques, essayez de les remplacer par des aliments similaires mais sains.

Certains articles que la plupart des gens recherchent sont:

1. Chocolats: Le chocolat est en tête de liste en ce qui concerne les aliments qui provoquent des fringales. Une carence en magnésium dans votre corps peut entraîner des envies de chocolat car il en est riche. Cependant, il

existe de nombreux autres aliments sains riches en magnésium comme les avocats et les amandes. Vous devriez opter pour eux à la place du chocolat lorsque vous en ressentez le besoin.

2. Chips de pommes de terre: La soif de croustilles peut être assez forte, mais elle est très malsaine. Il est hautement transformé et ajoute trop de sel à votre corps. Vous pouvez manger des noix à la place des chips. Ils contiennent non seulement des graisses saines, mais vous font aussi vous sentir rassasié rapidement.

3. Pâtisseries et bonbons: ils contiennent beaucoup de sucre raffiné et sont très mauvais pour vous. Ils vous donneront envie de plus. La meilleure façon d'éviter les fringales de ces derniers est de les remplacer par des fruits comme les pêches, les cerises ou les melons. Les fruits secs comme les pruneaux ou les raisins secs sont également un très bon substitut aux bonbons et aux pâtisseries.

4. Soda et autres boissons sucrées: Les sodas et autres boissons similaires sont mauvais pour la santé. Ils créent une dépendance et vous donnent envie de plus. Ils fournissent beaucoup de calories inutiles, même s'ils sont annoncés comme des boissons sans calories. La meilleure façon de répondre aux envies de telles boissons est de les remplacer par de l'eau de chaux fraîche ou du thé ou du café non sucré.

Meilleur moyen de réduire l'envie et la suralimentation

Boire beaucoup d'eau

Si vous avez envie de quelque chose, boire de l'eau vous aidera beaucoup. L'eau vous fait vous sentir rassasié et apaise l'envie. C'est une boisson sans calorie et vous hydrate. Vous pouvez boire de l'eau sans craindre de vous surcharger de calories. Boire beaucoup d'eau réduit non seulement votre appétit, mais contribue également à la perte de poids. Ainsi, vous ferez d'une pierre deux coups en buvant beaucoup d'eau lorsque vous ressentirez une envie de nourriture. Premièrement, vous supprimerez votre faim et deuxièmement, vous augmenterez votre dépense énergétique au repos. Cela consomme des calories et contribue à une perte de poids plus rapide.

Mangez un régime riche en protéines

Un régime riche en protéines est connu pour réduire considérablement votre envie de manger. Cela vous fait vous sentir rassasié plus longtemps et vous ne ressentez pas l'envie de manger. Une alimentation riche en protéines vous aide également à développer vos muscles, ce qui est important lorsque vous essayez de perdre du poids, car la perte de masse musculaire est plus élevée pendant la perte de poids.

Créer une distraction

La nourriture peut être tentante, surtout celle dont vous avez envie. La meilleure façon d'éviter les fringales est de rester à l'écart de ces aliments. Si vous vous sentez tenté de manger quelque chose, créer une distraction est le meilleur moyen de vous empêcher de le manger. Faire une marche rapide ou pratiquer une autre activité physique est un bon moyen d'éviter de telles fringales. Mâcher des gommes ou manger des aliments hypocaloriques comme les légumes peut également vous aider à freiner l'envie.

Planifiez vos repas à l'avance

La planification est la clé d'une vie saine. Si vous voulez faire des choix alimentaires sains, il est préférable de planifier à l'avance. De cette façon, vous éviterez la tentation d'opter pour la restauration rapide ou les plats préparés. Ces aliments ne feront que créer une envie d'en avoir plus et déverseront des calories vides dans votre système. Si possible, planifiez vos repas à l'avance. Préparez des repas sains et remplissez votre réfrigérateur de fruits et légumes. De cette façon, vous pouvez éviter la tentation de prendre des raccourcis comme la restauration rapide. Les aliments planifiés sont nutritifs et aident à supprimer l'envie de manger plus.

Évitez de rester affamé longtemps

Vous devez maintenir des pauses saines entre les repas, mais ne vous affamez jamais longtemps. Lorsque vous restez éloigné longtemps, votre corps commence à chercher de l'énergie rapide. Manger à des intervalles planifiés vous permet de rester rassasié et vous pouvez facilement éviter les fringales et la sensation de faim. En fin de compte, vous restez rassasié et mangez sainement.

Éviter le stress

Le stress peut provoquer de fortes envies. De plus, lorsque vous êtes stressé, votre corps commence à libérer du cortisol, ce qui peut entraîner une prise de poids. Sous le stress, les gens ont recours à une alimentation excessive et cèdent aux fringales. La meilleure façon de traiter ce problème est d'éviter le stress. Participez à des activités saines comme socialiser avec vos amis et votre famille et faire des jeux de plein air ou d'autres activités récréatives. Cela réduit vos hormones de stress et vos envies de nourriture diminuent.

Une alimentation consciente est la clé

La plupart d'entre nous ne prêtons pas beaucoup d'attention à notre nourriture. C'est une partie importante de notre vie et elle nécessite toute notre attention. Une alimentation consciente nous aide à manger de manière contrôlée. Nous comprenons également les avantages et les inconvénients de la nourriture que nous mangeons et pouvons facilement éviter les aliments malsains. C'est la meilleure façon d'éviter de manger impulsivement. Pendant que vous mangez, éloignez-vous du téléviseur ou de votre smartphone. Ne mangez pas pendant que vous travaillez sur votre ordinateur portable ou que vous parlez à quelqu'un car vous ne pourrez pas juger de la quantité de nourriture que vous mangez. Lorsque vous mangez consciemment, vous êtes en mesure de mieux juger de la satiété.

Mange doucement

Lorsque vous avez faim, votre intestin libère l'hormone ghréline. Cette hormone signale à votre cerveau d'induire la faim. Lorsque vous mangez, les niveaux de ghréline diminuent et les niveaux de leptine augmentent. L'hormone leptine signale à votre cerveau que vous vous sentez satisfait. Cependant, si vous mangez très vite, vos niveaux de leptine ne seront pas en mesure de signaler correctement votre cerveau. Les chances de suralimentation augmentent dans de telles circonstances. Manger lentement donne à votre corps suffisamment de temps pour ressentir la satiété et vous pouvez facilement **éviter de trop manger.**

Ne continuez pas à manger jusqu'à ce que vous vous sentiez bourré. L'hormone leptine peut prendre un certain temps pour signaler complètement à votre cerveau que vous êtes rassasié. Arrêtez de manger lorsque vous vous sentez un peu rassasié car après un certain temps, vous commencerez à vous sentir complètement rassasié. Votre corps a besoin d'un peu de temps pour traiter la quantité complète de nourriture que vous avez mangée et les signaux sont donc un peu tardifs.

Le sommeil est important

La privation de sommeil peut créer une forte envie de manger. Un bon sommeil est important non seulement pour votre corps mais aussi pour vos capteurs d'appétit. Si vous dormez bien, vous aurez moins faim et pourrez gérer vos repas de manière saine. Un bon sommeil aide également à perdre du poids, car la libération de l'hormone de croissance humaine (HCH) est plus forte lorsque vous dormez. C'est l'une des hormones les plus puissantes pour brûler les graisses. Vous pouvez brûler plus de graisse en dormant que vous ne pouvez l'imaginer.

Mangez des repas sains

Les repas empilés avec des calories vides ne vous laisseront pas seulement envie de plus, mais vont également accumuler du poids. Un repas équilibré avec tous les macronutriments vous aidera à maintenir un corps sain et à rester à l'écart des tentations. Vos repas doivent avoir un équilibre sain de bons glucides, de protéines et de graisses saines. Ces repas vous aideront à rester satisfaits longtemps. Intégrez autant de fibres alimentaires que possible dans vos repas. Les fibres facilitent votre digestion et gardent votre estomac plein pendant longtemps. Les céréales complètes et les légumes sont une bonne source de fibres alimentaires. Si vous aimez les fruits, essayez de les manger à l'état naturel au lieu de les presser. Les fruits entiers contiennent beaucoup de fibres, ce qui est bon pour vous.

Mangez avant de sortir

Vous ne pouvez pratiquement avoir aucun contrôle sur les aliments que vous obtenez à l'extérieur. Sortir à jeun est une mauvaise idée car vous serez tenté de manger. De cette façon, vous finirez par manger des choses malsaines et aurez envie d'en avoir plus. Si vous voulez éviter de telles tentations, mangez toujours avant de quitter la maison. Même si vous allez faire des courses, ne partez jamais l'estomac vide. Un estomac vide vous incitera à acheter des choses qui ne sont pas saines pour vous. Vous ferez des choix alimentaires beaucoup plus judicieux si vous ne vous sentez pas tenté de manger quoi que ce soit immédiatement.

La perte de poids est un processus à long terme. Ce n'est pas quelque chose qui peut arriver du jour au lendemain. Même si vous parvenez rapidement à une perte de poids importante, il sera très difficile de maintenir ce succès. Faire des choix alimentaires sains, éviter les fringales et trop manger sont les meilleurs moyens de perdre du poids et de le maintenir avec succès.

C'est un processus qui demandera du temps, de la patience et de la formation. Cependant, c'est un processus très durable car rien n'est interdit pour vous. Vous pouvez manger tout ce que vous désirez de temps en temps. Cette liberté vous libère complètement et vous devenez moins susceptible de céder à des aliments séduisants. Cela vous aide également à vous engager dans une alimentation excessive.

Tout ce que vous avez à faire est d'avoir un peu de patience et de commencer à regarder votre nourriture de plus près. Ne considérez pas la nourriture comme votre ennemi, mais considérez-la comme un partenaire dans votre perte de poids. Ce point de vue vous aidera beaucoup à supprimer les envies de certains aliments.

Chapitre 5: Réduire la consommation de sucre - Étape la plus importante vers la perte de poids

En matière de perte de poids, rien ne peut être plus néfaste que le sucre ajouté. En fait, le sucre raffiné est la cause la plus fréquente de maladies dans notre corps. Cela conduit à l'obésité et à tous les autres problèmes connexes tels que le diabète, la stéatose hépatique et l'hypertension.

Un Américain moyen consomme plus de 145 livres de sucre ajouté chaque année. Ceci sans prendre en compte la quantité de sucre caché que vous consommez dans le pain, les biscuits, les céréales, les craquelins, les vins, les boissons et les aliments transformés.

Le sucre raffiné augmente vos niveaux d'insuline. C'est une hormone que vous ne voulez pas en grande quantité flottant dans votre sang si vous voulez vraiment perdre du poids. L'insuline inhibe la libération d'hormones de réduction des graisses. Plusieurs hormones qui brûlent les graisses comme l'adrénaline et HCH ne peuvent pas être produites si vous avez de l'insuline à écoulement libre dans votre sang.

Si votre circulation sanguine contient une quantité élevée d'insuline, vos réserves de graisse se concentreront uniquement sur le stockage des graisses. Le travail principal de l'insuline est d'aider les cellules de votre corps à absorber le glucose. Une fois que le besoin de glucose facilement disponible dans la circulation sanguine est terminé, l'insuline commence à stocker de l'énergie supplémentaire sous forme de glycogène, puis sous forme de graisse. Une libération élevée d'insuline peut également entraîner une résistance à l'insuline. C'est un état dans lequel vos cellules cessent de répondre facilement à l'insuline et votre pancréas doit pomper de plus en plus d'insuline. Cette résistance à l'insuline conduit même au diabète de type 2.

Votre graisse abdominale ne cesse d'augmenter et vous prenez plus de poids si les niveaux d'insuline restent élevés. La raison la plus courante de ces pics d'insuline est le sucre.

Le sucre raffiné est un gros problème car votre corps ne peut pas le traiter directement. Le sucre présent dans les fruits est le fructose et votre corps peut le traiter facilement. Le lait et les produits laitiers contiennent du sucre sous forme de lactose et votre corps peut également le traiter. Mais le sucre raffiné est le saccharose et votre corps ne peut pas le traiter facilement. Cela entraîne une augmentation soudaine des niveaux d'énergie et pompe beaucoup de calories vides.

La meilleure façon de perdre du poids est d'éliminer le sucre raffiné ou ajouté de votre alimentation quotidienne. Bien que ce soit une chose difficile si vous comptez trop sur les aliments transformés, perdre du poids deviendra également très difficile pour vous. Si vous passez à des aliments entiers et naturels, réduire la dépendance au sucre deviendra facile.

Quelques moyens efficaces pour réduire la consommation de sucre

Lisez attentivement les étiquettes

Éviter complètement les aliments transformés peut être un choix très difficile et peu pratique pour beaucoup. Cependant, vous pouvez toujours essayer d'éviter le sucre autant que possible.

Lorsque vous achetez quelque chose, lisez attentivement les étiquettes et recherchez la quantité de sucre présente dans cet aliment. Les ingrédients sont répertoriés dans l'ordre de leur quantité. Si le sucre est répertorié dans l'ordre supérieur, il est préférable d'éviter cet article. Le sucre peut être répertorié sous divers noms comme le sucre ajouté, le sucre naturel, le sirop, le fructose et d'autres noms similaires. Ne vous égarez pas et regardez attentivement. S'il se situe dans l'ordre du milieu ou dans les rangs inférieurs, cet aliment serait plus sûr à consommer.

Incluez plus d'aliments entiers dans votre alimentation

Les aliments entiers comme les fruits, les légumes et les grains entiers contiennent du sucre naturel et sont très sains. Si vous incluez des aliments entiers dans votre alimentation, votre dépendance ou votre envie de sucre ajouté diminuera. Les aliments entiers contiennent également beaucoup de fibres ainsi que du sucre, ce qui facilite la digestion et vous permet de vous sentir rassasié plus longtemps.

Évitez les boissons sucrées

Les boissons sucrées injectent beaucoup de sucre dans votre système. Vous ne réaliserez même jamais la quantité de sucre que vous pouvez consommer simplement en buvant deux canettes de soda. L'alcool chargera beaucoup de sucre dans votre système. Même le café ou le thé sucré contient beaucoup de sucre. La boisson énergétique ou santé que vous buvez librement contient également beaucoup de sucre raffiné. Il est facile de boire beaucoup de sucre sans se douter. La meilleure façon de l'éviter est de boire des boissons non sucrées. Du citron vert frais non sucré ou du thé noir et du café sans sucre sont parfaits si vous voulez boire quelque chose.

Ne vous laissez pas emporter par l'étiquette des édulcorants naturels

Vous ne pourrez jamais vous débarrasser de votre envie de sucre tant que vous n'aurez pas appris à couper le sucre de votre alimentation quotidienne. Les édulcorants naturels sont simplement une excuse et doivent être évités. Les premiers jours sont difficiles et vous ressentirez une forte envie de manger du sucre, mais au fil du temps, vous vous sentirez moins enclin à manger du sucre. Les gens qui croient simplement que passer à des produits contenant des édulcorants naturels est une meilleure option finissent par manger plus de sucre que nécessaire. Éviter autant que possible est l'option la plus sûre. Mangez des fruits frais si vous en ressentez le besoin.

Augmentez votre apport en protéines

Les protéines dans l'alimentation sont très satisfaisantes et saines. Il vous aide à vous sentir rassasié pendant longtemps et vous guide dans la lutte contre les fringales. Un régime riche en protéines dure longtemps, vous ne ressentez donc pas facilement les envies de sucre. Si vous ressentez le besoin de manger quelque chose entre les deux, grignoter des noix est une meilleure option que de chercher des bonbons et des barres de chocolat.

Augmentez les graisses saines dans votre alimentation

Les produits alimentaires contenant des graisses saines sont excellents. Ils vous gardent rassasié et n'augmentent pas les niveaux d'insuline. Tout en optant pour des graisses saines, assurez-vous de compter davantage sur des aliments entiers que simplement sur des huiles. Les aliments entiers vous donneront des fibres et d'autres nutriments ainsi que des graisses et vous aideront tout au long. Une alimentation riche en graisses vous aide également à freiner les envies de sucreries.

Évitez la tentation

La meilleure façon de tomber accidentellement sur des aliments sucrés est de les garder hors de vue au moins dans votre maison. Si vous avez des chocolats et des bonbons à la maison, il y a de fortes chances que vous les mangiez dans les moments faibles. Le meilleur moyen est de s'en débarrasser. Moins vous les voyez, moins vous vous sentirez enclin à les manger.

N'utilisez pas de sucre comme coussin d'évasion

Les aliments sucrés ont tendance à inciter les gens à se sentir détendus. Par conséquent, les gens développent une tendance à manger des sucreries afin de réduire leur niveau de stress. C'est une façon superficielle de contrer le stress. Si le stress est un problème pour vous, engagez-vous dans des activités plus fiables comme l'exercice, les jeux et d'autres activités agréables.

Le sucre ajouté restera un souci si vous ne le manipulez pas, il est temps. La meilleure façon de perdre du poids est une manière saine d'apprendre à abandonner le sucre pour de bon.

Chapitre 6: Adoptez des aliments naturels pour perdre du poids facilement

Nous ne sommes peut-être pas les espèces les plus anciennes ou les plus primitives sur cette terre, mais nous avons survécu une assez grande quantité de temps à travers épaisses et minces. La race humaine a survécu à la «peste noire», aux inondations et aux famines, à des maladies mortelles et à des âges sans guérison. Nous avons souffert d'un grand nombre de problèmes liés à la survie à travers lesquels nous avons navigué, mais l'obésité n'a jamais été parmi eux. Pourtant, aujourd'hui, dans ce monde moderne, aidés par tous les progrès médicaux, nous sommes confrontés à une épidémie d'obésité et nous luttons pour trouver notre issue.

À l'heure actuelle, 1,6 milliard de personnes dans le monde sont soit obèses, soit en surpoids, sur une population de 7 milliards. C'est le quart stupéfiant de la race humaine touché par des problèmes de poids. Jamais dans l'histoire la race humaine entière n'a jamais été touchée par un tel problème. Nous le savons tous et malgré toutes les ressources médicales modernes dont nous disposons, nous ne pouvons rien faire.

Est-ce simplement une coïncidence si l'humanité a commencé à faire face au problème de l'obésité maintenant? Selon toute vraisemblance, cela ne peut pas être une coïncidence. L'obésité est le résultat direct de nos mauvais choix alimentaires, de notre dépendance excessive à l'égard des aliments transformés et de nos habitudes de vie malsaines. Par conséquent, la solution consiste également à corriger la même chose.

La principale raison de l'épidémie d'obésité est une dépendance excessive à l'égard des aliments transformés. Auparavant, notre nourriture était basique et simple. Nous avons mangé des aliments aussi proches que possible de leur forme naturelle. Il était pur et non transformé. Aujourd'hui, nous mangeons des aliments hautement transformés frelatés avec des édulcorants et des graisses artificielles. Cela nous rend gros et malades. La solution au problème consiste à corriger nos choix alimentaires et à revenir aux aliments naturels.

Les aliments naturels peuvent nous aider à contrôler notre poids et à le réduire. Nous les consommons en toute sécurité depuis des milliers d'années sans problèmes d'obésité. Les aliments naturels regorgent de plusieurs avantages qui nous aident à rester en forme.

Certains des avantages de la consommation d'aliments naturels

Plein de nutrition

Les aliments naturels sont riches en nutriments et peuvent nous aider à perdre du poids. Les aliments, dans leur forme naturelle, sont riches en macronutriments ainsi qu'en micronutriments. Le traitement des aliments érode les micronutriments contenus dans les aliments. Sans micronutriments appropriés, la nourriture perd ses avantages pour la santé. Un aliment pauvre en micronutriments est moins satisfaisant et conduit donc à une suralimentation. Manger des aliments naturels comme les fruits entiers, les légumes et les grains entiers peut vous aider à obtenir les micronutriments ainsi que les oligo-éléments.

Teneur en protéines intactes

Les aliments hautement transformés perdent leur teneur en protéines. Soit la teneur en protéines est érodée lors du traitement, soit elle devient très difficile à digérer. Plusieurs études ont montré que la transformation des aliments rend plusieurs acides aminés essentiels comme la lysine, le tryptophane, la méthionine et la cystéine moins disponibles pour le corps. Le sucre et les graisses des aliments transformés réagissent avec les protéines et les rendent complexes pour la digestion humaine. D'autre part, les aliments naturels riches en protéines sont riches en protéines et pauvres en calories, ce qui les rend meilleurs pour la perte de poids.

Quantité élevée de fibres alimentaires

La fibre est l'une des choses les plus essentielles qui aident à perdre du poids. Il facilite votre digestion et régule votre appétit. Les aliments naturels contiennent beaucoup de fibres par rapport aux aliments transformés. Cela fait des aliments naturels un excellent choix pour une perte de poids facile.

Les aliments naturels augmentent votre temps de repas

La nourriture sous sa forme naturelle est plus fibreuse et nécessite plus de temps à manger. Vous devez le mâcher davantage pour que le temps de manger augmente. Nous savons que plus nous mettrons de temps à manger notre nourriture, moins nous serons enclins à manger davantage. La leptine, notre hormone de satiété, pourra déclencher la satiété du cerveau. Cela annule le risque de suralimentation. Alors que les aliments transformés sont faciles à manger, vous pouvez donc facilement les manger trop. Cela conduit à une accumulation inutile de calories.

Les vrais aliments sont emballés avec des polyphénols

Le polyphénol contenu dans les aliments d'origine végétale est une riche source d'antioxydants. Ils vous aident à combattre l'inflammation et à perdre du poids. Plusieurs flavonoïdes dans les vrais aliments donnent un réel coup de pouce aux hormones de combustion des graisses et la perte de poids devient facile.

Pas de sucre raffiné dans les aliments naturels

Le sucre raffiné est à l'origine de cette épidémie d'obésité. Les aliments naturels entiers peuvent contenir du sucre naturel, mais il est totalement inoffensif; cependant, ils ne contiennent aucun sucre raffiné. Cela rend les aliments naturels les meilleurs pour perdre du poids.

Le sucre raffiné n'ajoute que des calories vides et cède la place aux envies. Plus vous consommez d'aliments naturels, plus vous avez de chances d'éviter les fringales.

Zéro gras trans artificiels

Les gras trans artificiels sont l'un des cadeaux les plus dangereux de l'industrie des aliments transformés. Il a été conçu pour augmenter la durée de conservation des produits alimentaires et il aide directement à prendre du poids et de la graisse du ventre. Des expériences ont montré que les animaux prenant des graisses trans gagnaient beaucoup plus rapidement la graisse du ventre. Les gras trans artificiels entraînent également plusieurs complications comme le diabète de type 2, les maladies cardiaques et d'autres troubles. Les aliments naturels ne contiennent aucun gras trans; ils sont complètement sûrs. Les aliments transformés, par contre, peuvent être vendus sans gras trans, mais les huiles qui y sont utilisées développent des propriétés négatives.

La nourriture naturelle est volumineuse, mais faible en calories

La meilleure chose à propos des aliments naturels est que vous pouvez les manger à votre guise sans vous soucier de faire le plein de calories. Les aliments naturels peuvent apparaître plus en quantité, mais ils sont faibles en calories. Alors que les aliments transformés sont riches en sucre ajouté et fournissent donc plus de calories même en petites portions. Vous gagnerez du poids même en mangeant de petites quantités d'aliments transformés.

Les aliments naturels sont nutritifs, sains et aident à perdre du poids. Ils n'ajoutent pas de calories vides à votre système et nécessitent un taux métabolique élevé pour les brûler. Cela fait le bon choix pour perdre du poids. Si vous voulez vraiment perdre du poids, abandonner les aliments transformés devrait être la solution et ne pas compter les calories contenues dans les aliments. Ce n'est pas la quantité de nourriture mais la qualité de la nutrition qui compte le plus dans la perte de poids.

Chapitre 7: Plan alimentaire naturel pour perdre du poids

Le désespoir de perdre du poids a pris une forme de panique. Les gens semblent pressés de perdre du poids rapidement et sont prêts à appliquer n'importe quelle astuce pour cela. Cela donne une occasion en or à l'industrie de la perte de poids de tromper les gens en leur faisant croire qu'ils peuvent perdre du poids grâce à des astuces.

Il y a des choses importantes à retenir si vous voulez vraiment perdre du poids.

- La perte de poids est très simple. Ce n'est pas une tâche herculéenne. Vous pouvez réduire efficacement votre poids si vous y mettez votre cœur et votre esprit.
- Gardez votre consommation d'énergie faible et essayez de brûler plus de calories.
- Accordez plus d'attention à la qualité des aliments qu'à la quantité car c'est votre corps qui doit les transformer plus tard.
- Ne manquez pas le goût et optez pour des choix alimentaires sains.
- La consommation équilibrée des macronutriments est très importante. Vous devez choisir de bons produits alimentaires pour obtenir les macronutriments.

Les 3 principaux macronutriments

Les glucides

- Optez pour les glucides complexes non raffinés
- Les grains entiers sont les meilleurs lorsqu'il s'agit de consommer des glucides complexes non raffinés. Ils sont pleins de fibres et, avec l'énergie, fournissent également de nombreux oligo-éléments essentiels. Négliger complètement les glucides de votre alimentation n'est pas une politique saine à long terme.
- Certains experts en alimentation classent les glucides comme le principal mal et la cause des problèmes de poids. Ce n'est pas tout à fait vrai. La source des glucides est le principal problème. Si vous obtenez vos glucides à partir de farines raffinées, de sucre et d'autres choses du genre, alors c'est vraiment mauvais. Cependant, les glucides obtenus à partir de grains entiers sont non seulement bons, mais également essentiels.
- Les céréales complètes, les féculents, les légumineuses, les fruits et les produits laitiers vous fournissent beaucoup de glucides. En plus des glucides, vous obtenez également des fibres, des oligo-éléments essentiels et des vitamines. Ces macro et micronutriments sont très importants pour votre santé. Cependant, vous devez vous rappeler que les glucides sont une source d'énergie facile pour votre corps. Votre corps aime fonctionner avec des glucides et tant qu'il continue à obtenir un approvisionnement en glucides prêt, il ne passera pas à la combustion des graisses. Par conséquent, la

consommation de glucides ne devrait pas être élevée. Vous devez consommer des glucides avec modération.

- Les légumes à feuilles vertes et les légumes crucifères sont ici une exception. Vous pouvez les manger en quantité illimitée. Les légumes sont volumineux et offrent très peu de calories. Ils ajoutent beaucoup de fibres saines à votre intestin et sont riches en vitamines et minéraux. Vous devez manger au moins 5 à 7 tasses de légumes par jour.

- Les fruits entiers sont également excellents. Ils contiennent beaucoup de vitamines et de minéraux essentiels à votre santé. Un corps privé de nutriments ne peut jamais être un corps sain. Vous auriez besoin du bon mélange de vitamines et de minéraux provenant de sources naturelles et les fruits sont parfaits pour cela. Ils sont doux et savoureux. Ils rendent la nourriture délicieuse. Ils vous aident à rester à l'écart des édulcorants artificiels et ne provoquent pas de fringales.

- Les produits laitiers sont également essentiels et ils fournissent également des vitamines et des minéraux. Vous pouvez consommer des produits laitiers en quantités modérées.

Protéine

- Les protéines sont essentielles à votre croissance. La perte de poids peut également entraîner une perte musculaire, car le corps commence à manger des muscles lorsque les réserves d'énergie sont épuisées. L'apport en protéines est essentiel pour compenser la perte de masse musculaire. Vous pouvez manger des protéines d'origine végétale et animale. Les deux sont bons pour vous et ont leurs effets positifs.

- Les protéines animales sont la meilleure source de protéines. Le poisson, la viande blanche de volaille et les viandes maigres sont les meilleurs en matière de protéines animales.

Poisson

- Les poissons d'eau salée capturés à l'état sauvage comme le saumon, la sardine, le hareng, le maquereau et la truite sont parmi les meilleurs poissons à manger. Ils regorgent de protéines et d'acides gras oméga-3. Ils vous fournissent beaucoup de protéines et aident également à perdre du poids. Cependant, vous pouvez également opter pour d'autres poissons et fruits de mer. Manger du poisson frais - non en conserve - est le meilleur en toutes circonstances. Mais si vous voulez acheter des poissons en conserve, optez pour des variétés à faible teneur en sel.

Volaille

- La viande blanche est maigre et vous pouvez la manger librement. Le poulet sans peau n'est pas seulement savoureux, il est également sain. Vous obtenez beaucoup de protéines et c'est facile à cuisiner.

Oeufs

- Les œufs sont les meilleurs pour les aliments amaigrissants. Il contient beaucoup de protéines et de graisses - le mélange parfaitement équilibré qui garantira une croissance et une perte de poids optimales.

viandes maigres

- Quand il s'agit de viandes rouges, vous devez être un peu prudent. Le danger de trop manger est toujours là. Rappelez-vous toujours que les protéines doivent être une partie importante de votre alimentation quotidienne, mais manger un excès de protéines signifierait également surcharger votre corps de calories.

Protéines végétales

- Il ne fait aucun doute que la viande est une source de protéines comparativement plus riche. Cependant, les protéines d'origine végétale ont leurs propres avantages uniques. Les protéines végétales obtenues à partir de légumineuses et de lentilles sont riches en phytonutriments et en fibres hypocholestérolémiantes. Ainsi, même si vous souhaitez vous en tenir à un régime végétarien, vous avez de nombreuses options pour obtenir une bonne dose de protéines.

Graisse

- La graisse est la nourriture préférée de l'humanité depuis des siècles. Notre corps préfère la graisse car c'est une source d'énergie riche et durable et c'est la raison pour laquelle notre corps est toujours aussi désireux de stocker de l'énergie sous forme de graisse viscérale. Les graisses saines sont bonnes pour votre corps car elles provoquent le moins de pics d'insuline. Manger une alimentation riche en graisses garantit que votre corps passe plus rapidement à brûler le carburant gras dans votre corps.

- Vous pouvez obtenir des graisses saines à partir de poissons gras, de noix, de graines, de fruits comme les avocats, le fromage, les œufs, les olives, etc.

- Il est toujours préférable d'éviter les graisses de mauvaise qualité comme les huiles hydrogénées ou les huiles raffinées. Essayez toujours de consommer la plus grande quantité de graisses par la nourriture et non par l'huile. Même l'huile d'olive en grande quantité n'est pas bonne. Lorsque vous consommez des aliments riches en matières grasses, vous consommez également d'autres choses saines comme les fibres qui aident à la digestion.

- Les aliments riches en graisses vous rassasient longtemps et votre consommation de nourriture diminue. Vos envies prennent fin et vous pouvez vivre une vie meilleure et plus heureuse.

- Il y a une quantité illimitée de matière dispersée tout autour en ce qui concerne les proportions dans lesquelles vous pouvez consommer ces macronutriments. Cependant, plusieurs études ont prouvé que ce n'est pas la quantité de nourriture que vous mangez qui compte dans la perte de poids, mais sa qualité. Si vous mangez des aliments riches de qualité et que vous vous sentez satisfait, votre perte de poids sera plus efficace.

- La clé d'une perte de poids durable est d'avoir une alimentation équilibrée et d'être optimiste. Plus vous restez stressé au sujet de votre poids, plus votre perte de poids sera lente.

Chapitre 8: Idées faciles pour le petit-déjeuner, le déjeuner et le dîner

Recettes de petit-déjeuner

Frittata végétarienne

- 2 portions
- Portion: ½ Frittata

Ingrédients:

- 1 carotte, pelée et râpée
- ½ poivron, tranché finement
- ½ oignon, tranché finement
- 5-6 tomates cerises, coupées en deux
- 2 feuilles de chou frisé, égrappées et tranchées finement
- 5 oeufs
- Poivre noir, fraîchement moulu
- L'huile de coco pour la cuisine

Instructions de cuissons:

1. Préchauffez le four à 350 ° F.
2. Versez de l'huile de noix de coco dans une casserole allant au four de 8 à 9 pouces. Mettez-le sur feu moyen.
3. Une fois l'huile chaude, ajoutez tous les légumes tranchés dans la poêle.
4. Faites sauter les légumes jusqu'à ce qu'ils soient tendres et dorés.
5. Pendant la cuisson des légumes, fouettez les œufs dans un autre bol jusqu'à ce qu'ils soient mousseux. Assaisonner du poivre noir fraîchement moulu.

6. Une fois que les légumes sont tendres et dorés, versez lentement les œufs dans la casserole.

7. Réduisez le feu et faites cuire à feu moyen-doux pendant 5 à 7 minutes.

8. Sans remuer, faites cuire les œufs jusqu'à ce qu'ils commencent à prendre dans la poêle.

9. Une fois terminé, transférez la casserole dans votre four et faites cuire plus de 10 minutes ou au moment où vous commencez à remarquer une couche brun doré sur le dessus.

10. Sortez la casserole du four et coupez-la en tranches pour la servir.

Hash de patates douces et œufs

- 2 portions
- Portion: 2 œufs avec du haschisch

Ingrédients:

- 1 grosse patate douce, pelée et râpée
- 4 gros œufs
- ¼ cuillère à thé poudre d'oignon
- ¼ cuillère à thé poudre d'ail
- ½ cuillère à café sel de mer
- ½ cuillère à café persil séché
- ½ cuillère à café poivre noir, fraîchement moulu
- L'huile de coco pour la cuisine

Instructions de cuissons

1. Mélangez la patate douce râpée avec les épices dans un grand bol.

2. Ajoutez un peu d'huile de noix de coco dans une grande casserole et portez-la à feu moyen-vif.
3. Ajoutez le hasch dans le plat et mélangez pendant un court instant.
4. Couvrez le couvercle et portez le feu à moyen.
5. Laissez cuire les patates douces au moins 5 à 7 minutes. Continuez à remuer pour éviter de brûler.
6. Disposer le haschisch sur deux assiettes.
7. Faites cuire les œufs selon votre goût.
8. Dégustez un petit-déjeuner savoureux avec du hasch et des œufs

Galettes de potiron chaudes

- portions: 8
- Portion: 2 galettes

Ingrédients:

- 4 tasses de citrouille, bien en purée
- ½ tasse de chou frisé, haché
- ½ tasse de farine d'amande
- 1 cuillère à soupe. graines de sésame
- 1 cuillère à soupe. graines de chia
- 1 cuillère à café sel
- 1 cuillère à café poivre
- 1 cuillère à café piments rouges en poudre
- 1 cuillère à café Safran des Indes
- ½ cuillère à café cumin
- 2 œufs, légèrement battus
- L'huile de coco pour la cuisine

Instructions de cuissons:

1. Préchauffez le four à 350 ° F.
2. Versez un peu d'huile de noix de coco dans une grande poêle et portez-la à feu moyen-vif.
3. Ajoutez le chou frisé haché jusqu'à ce qu'il soit croustillant.
4. Prenez un grand bol et versez-y la purée de citrouille.
5. Ajoutez les graines dans le bol avec les épices moulues.
6. Incorporez les œufs et le chou frisé cuit au mélange de citrouille.
7. Préparez une plaque à pâtisserie et vaporisez-la d'un aérosol de cuisson antiadhésif.
8. Déposez des cuillères à soupe de mélange de citrouille sur la plaque à pâtisserie.
9. Cuire au four environ une demi-heure.
10. Retirez les galettes lorsqu'elles deviennent fermes et dorées.
11. Servez ces délicieuses galettes chaudes.

Recettes du déjeuner

Beignets de courgettes et patates douces

- portions: 2
- Portion: 2 beignets

Ingrédients:

- 1 tasse de patate douce, pelée et râpée
- 1 tasse de courgettes, râpées
- 1 œuf, légèrement battu
- ½ cuillère à café persil séché
- ¼ cuillère à thé cumin
- 1 cuillère à soupe. farine de noix de coco
- ½ cuillère à café poudre d'ail
- Sel de mer et poivre fraîchement moulu selon goût
- Huile de cuisine

Instructions de cuissons:

1. Pour obtenir des beignets parfaitement dorés, essorez le liquide des courgettes déchiquetées et laissez reposer sur une serviette en papier pendant un certain temps pour absorber le jus restant.
2. Mélangez les courgettes râpées avec la patate douce râpée et l'œuf. Mélangez très bien.
3. Dans un autre bol, mélanger la farine de coco et les épices. Ajoutez ce mélange au bol de courgettes.
4. Chauffez l'huile dans une poêle antiadhésive à feu moyen-vif.
5. Divisez votre mélange de courgettes en quatre portions égales et déposez-les dans la poêle.

6. À l'aide de la spatule, appuyez légèrement sur le mélange de courgettes pas plus d'un demi-pouce.
7. Faites cuire les portions jusqu'à ce qu'elles deviennent dorées. Une fois prêt d'un côté, retournez-les.
8. Sortez-les sur une serviette en papier pour absorber l'huile supplémentaire.
9. Servir chaud.

Bouchées de poulet aromatiques

- Pour 3 à 4 personnes
- Portion: 6-7 bouchées de poulet

Ingrédients:

- 1 livre de poulet, sans peau et sans os
- ¼ tasse d'eau
- ½ tasse de farine d'amande
- ½ cuillère à café poivre de Cayenne
- ½ cuillère à café paprika
- 1 cuillère à café poudre d'ail
- ½ cuillère à café piments rouges en poudre
- ½ cuillère à café poudre de chili
- ½ cuillère à café sel de mer
- 2 cuillères à café assaisonnement italien

Instructions de cuissons:

1. Préchauffez le four à 400 ° F.
2. Préparez une plaque à pâtisserie en métal et enduisez-la d'un spray antiadhésif.
3. Préparez la farine d'amande et le mélange d'épices dans un bol.

4. Dans un autre bol, fouettez l'œuf et l'eau ensemble.

5. Coupez le poulet en bouchées.

6. Enrobez chaque morceau de poulet dans le mélange d'œufs, puis déposer dans le mélange d'épices.

7. Répétez le processus avec tous les morceaux de poulet

8. Commencez à déposer les morceaux de poulet enrobés d'épices sur la plaque à pâtisserie.

9. Faites cuire les morceaux pendant un certain temps d'un côté, puis retournez-les.

10. Faites cuire tous les morceaux pendant environ une demi-heure ou jusqu'à ce qu'ils deviennent croustillants et dorés.

11. Servez immédiatement les délicieuses bouchées de poulet.

Salade d'avocat aux œufs

- portions: 2
- Portion: 5-6 onces

Ingrédients:

- 1 avocat, mûr
- 2 œufs durs
- 1 tomate, petite
- Un peu de coriandre
- 1 citron frais, pressé
- Sel de mer et poivre au goût

Instructions de cuissons:

1. Coupez l'avocat, les œufs, la tomate et la coriandre en petits morceaux.
2. Mélangez-les dans un bol et ajoutez du jus de citron, du sel et du poivre au mélange.
3. Mélangez-les bien pour que le jus de citron, le sel et le poivre soient bien mélangés.
4. Servir sur des salades vertes ou des pousses d'épinards.

Dîner

Saumon des Caraïbes

- Pour: 4 personnes
- Portion: 4-6 onces de saumon

Ingrédients:

- 2 livres de filets de saumon
- 1 gousse d'ail émincée
- 1 cuillère à café sel de mer
- 1 cuillère à café paprika
- ½ cuillère à café poivre noir
- ½ cuillère à café Origan
- ½ cuillère à café cumin
- ½ cuillère à café poudre d'oignon
- ½ cuillère à café poudre de chili
- ¼ cuillère à thé thym
- Huile de noix de coco

Sauce à la mangue

- 1 mangue mûre, coupée en cubes
- 1 avocat, coupé en cubes
- ¼ tasse de tomates, coupées en cubes
- ¼ tasse d'oignon rouge, coupé en cubes
- ¼ tasse de coriandre coupée en cubes
- 1 piment jalapeno, épépiné et coupé en cubes
- ½ citron vert, pressé
- Scl au goût

Instructions de cuissons:

1. Préparez d'abord la salsa. Combinez tous les ingrédients dans un bol et réfrigérez-les jusqu'à ce que vous en ayez besoin.
2. Préchauffez la lèchefrite.
3. Mélangez bien toutes les épices dans un bol.
4. Bien enrober les filets de saumon d'huile de coco, en veillant à ce que tous les côtés soient bien enrobés.
5. Frottez correctement le mélange d'épices sur le poisson.
6. Placez les filets de saumon côté peau vers le bas sur la poêle.
7. Couvrez et laissez cuire environ 3 minutes.
8. Retournez prudemment les filets de saumon et réduisez le feu au minimum.
9. Couvrir à nouveau et cuire environ 5 minutes.
10. Servir les filets de saumon sur le lit de verdure et la salsa à la mangue sur le dessus.

Tacos de rue au poulet

- 4 personnes
- Portion: 1 tasse

Ingrédients:

- 1 livre de poulet désossé
- 1 tête de laitue au beurre
- 1 boîte de tomates en cubes
- 1 oignon, coupé en cubes
- 1 tasse d'olives, hachées
- Coriandre hachée
- Sauce piquante
- 2 cuillères à soupe. assaisonnement pour tacos

Instructions de cuissons:

1. Placez le poulet dans une mijoteuse.
2. Ajoutez les tomates en dés et l'assaisonnement pour tacos dans la mijoteuse.
3. Couvrir la mijoteuse et cuire jusqu'à ce qu'elle devienne tendre et bien cuite. Cela devrait prendre environ deux heures.
4. Sortez le poulet. Déchiqueter et servir dans des roulés de laitue. Garnissez-le avec l'oignon, la coriandre, les olives et la sauce piquante selon votre goût

Chapitre 9: Fruits pour rendre la perte de poids durable

Les aliments sains sont plus équilibrés et manquent d'édulcorants artificiels pour y ajouter du goût, mais ils peuvent parfois devenir ennuyeux. Cependant, il est très important que vous gardiez toujours votre nourriture intéressante, sinon la conserver longtemps deviendrait difficile. Les fruits sont un grand soulagement dans de telles circonstances. Les fruits ajoutent de la saveur à votre nourriture et la rendent intéressante. Vous avez la possibilité d'ajouter beaucoup de fruits à votre alimentation et votre régime de perte de poids ne resterait plus fade et ennuyeux.

Certains des fruits qui rendent votre nourriture intéressante et vous procurent d'immenses avantages pour la perte de poids sont:

Pomme

Nous avons entendu le dicton séculaire «Une pomme par jour éloigne le médecin». Cela a un sens quand il s'agit de perdre du poids. Apple est un superfruit riche en avantages. Le plus grand avantage de manger ce fruit croquant et délicieux est qu'il vous donne beaucoup de fibres. Ils sont savoureux et cela vous donne une raison de plus de les manger. En plus de cela, les pommes regorgent d'antioxydants et de phytonutriments. Ils aident votre corps à combattre les radicaux libres dans votre corps. Des études contrôlées ont montré que la consommation de pomme peut entraîner une perte de poids substantielle par rapport à d'autres grains entiers comme l'avoine.

Banane

La banane est un fruit riche en nutriments. Ce fruit riche en potassium peut devenir votre sauveur lorsque vous avez une forte envie de manger des sucreries. Ce fruit sucré vous fait vous sentir rassasié sans l'inconvénient de vous charger de calories vides.

Vous pouvez le manger entre les repas chaque fois que vous ressentez le besoin de grignoter. C'est sain et nutritif.

Myrtille

Les myrtilles sont riches en eau et en fibres et constituent un excellent choix pour un régime amaigrissant. La teneur élevée en eau et en fibres de cette baie aide à réduire l'appétit et facilite vos efforts de perte de poids. Il est riche en antioxydants et aide à lutter contre les radicaux libres. Ainsi, il aide non seulement à vous amincir, mais fournit également des propriétés antioxydantes.

Pamplemousse

Ce fruit acidulé est un excellent choix si vous voulez bien gérer votre appétit. Il est plein de fibres et manger du pamplemousse sous sa forme naturelle aide à garder votre faim à distance. Vous obtenez également beaucoup d'eau et de fibres grâce à ce fruit acidulé.

Poire

Si contrôler les fringales et garder votre appétit sous contrôle est un défi pour vous, alors vous pouvez frapper l'or avec la poire. C'est un fruit riche en fibres qui vous aide à bien faire fonctionner votre digestion. La fibre contenue dans les poires aide votre corps à bien digérer la nutrition de tous les autres aliments. Cela aide également à contrôler vos envies.

Graine de grenade

Ce fruit a des avantages étonnants pour la santé en magasin ainsi que des capacités de perte de poids. Tout d'abord, la grenade est chargée de potassium. Vous avez besoin de beaucoup de potassium quotidiennement pour vivre sainement. Manger de la grenade sur une base régulière peut vous aider à répondre à ces besoins. La grenade est également remplie d'antioxydants qui aident à améliorer votre circulation sanguine et à réduire les niveaux nocifs de lipoprotéines de basse densité (LBD). Le plus grand avantage de la grenade pour la perte de poids réside dans sa capacité à stimuler votre métabolisme. Des quantités élevées de polyphénols et d'antioxydants aident à un meilleur métabolisme et vous pouvez brûler des calories plus efficacement. Ce fruit sucré aide également à réguler votre appétit. Vous devez envisager de conserver ce fruit dans votre plan alimentaire.

Orange

Cet agrume est l'un des meilleurs en matière de perte de poids. Si vous voulez donner un coup de fouet à votre métabolisme, manger des oranges est la meilleure stratégie. Les oranges sont remplies de thiamine, de vitamine C et de folate. Ils stimulent votre métabolisme et augmentent vos capacités à brûler des calories. Si vous avez des envies de nourriture ou si vous aimez la saveur sucrée et acidulée, les oranges sont également parfaites pour vous.

En guise d'avertissement, tenez-vous-en à manger les fruits au lieu de les boire sous forme de jus. La pulpe et la fibre sont les plus utiles pour votre corps, donc inutile de la gaspiller.

kiwi

C'est un super aliment excellent pour perdre du poids. Il est plein de fibres insolubles qui aident beaucoup votre digestion. Il contient également beaucoup de fibres solubles qui vous aident également à vous sentir rassasié plus longtemps. Ce fruit sucré et acidulé est rempli de nutriments.

Papaye

La papaye est le fruit parfait pour perdre du poids car elle contient une enzyme appelée papaïne qui aide votre système de digestion. Il est également rempli d'antioxydants, de flavonoïdes et de vitamine C qui ajoutent de grands avantages à votre santé. Vous devez en tenir compte dans votre consommation quotidienne de fruits.

Goyave

C'est un fruit important même pour ceux qui ne peuvent pas manger de fruits sucrés en raison du diabète. La goyave a un faible indice glycémique et donc même les personnes atteintes de diabète peuvent la manger. Il est riche en fibres et aide grandement votre digestion. Si la constipation vous dérange beaucoup, la goyave est la réponse à vos problèmes. La teneur en fibres de la goyave stimule votre métabolisme et aide à perdre du poids.

Chapitre 10: Assurer la combustion des graisses et prévenir la perte musculaire en mangeant correctement

Si vous voulez perdre du poids et le maintenir à long terme, vous devrez faire plus que faire quelques ajustements. Une perte de poids durable nécessite des changements sains dans votre mode de vie. La perte de poids ne peut être durable que si vous suivez ces choses dans le cadre de votre style de vie. Les astuces rapides ne fonctionnent pas dans ce domaine. La plupart des changements de style de vie requis sont de simples habitudes saines. Ils n'exigeraient ni beaucoup de temps ni d'efforts. Vous devez simplement les suivre attentivement. Vous serez témoin que perdre et maintenir du poids n'a jamais été aussi facile.

Choses importantes à suivre

Mangez des quantités adéquates de protéines par jour

Lorsque votre corps commence le catabolisme ou le processus de s'alimenter pour réduire le poids, il ne coupe tout simplement pas la graisse, il y a aussi une perte substantielle de masse musculaire. C'est une chose inévitable mais pas dangereuse si vous êtes prêt à compléter les muscles perdus avec un apport adéquat en protéines.

Vous devez manger un minimum de 56 grammes de protéines pour les hommes et 46 grammes de protéines pour les femmes. Vous pouvez facilement manger autant de protéines sans vous soucier de rien. Une petite portion de viande de la taille de votre paume contient beaucoup plus de protéines que cela.

Vous devriez vous concentrer sur la consommation de protéines de haute qualité. Le poisson, les œufs, la viande maigre, la volaille, les lentilles, le tofu et les produits laitiers contiennent tous les protéines nécessaires. L'important est de ne jamais manquer la dose quotidienne de protéines.

Mangez beaucoup et beaucoup de fruits et légumes

Les fruits et légumes sont vos meilleurs partenaires en matière de perte de poids. Ils sont faibles en calories et riches en fibres, minéraux, vitamines et nutriments. Ils vous aident également à maîtriser la faim et les fringales. Ils vous font vous sentir plus rassasié et plus satisfait sans vous bourrer de calories supplémentaires.

N'oubliez pas qu'une perte de poids saine ne consiste pas seulement à réduire votre apport calorique, mais aussi à vous sentir bien et satisfait. Si votre consommation de fruits et légumes est élevée, vous ne vous sentirez jamais comme si vous vous affamiez de perdre du poids. Ce sentiment de satisfaction vous aidera beaucoup plus dans la perte de poids que certaines techniques de privation de calories.

Réduisez votre apport en glucides

Les glucides fournissent une énergie facile à votre corps. Ils sont la principale source de carburant de votre système. Cependant, un apport élevé en glucides peut entraver vos efforts de perte de poids. Un équilibre délicat doit être respecté ici. Vous devriez éviter de manger des glucides raffinés et passer à des glucides complexes non raffinés comme les grains entiers. Ils sont lents à digérer et réduisent le risque d'un apport calorique excessif. Éviter complètement les glucides peut être difficile car vos choix alimentaires sont trop limités. Le régime de glucides à grains entiers contient également des oligo-éléments importants. Alors, mangez des glucides avec modération et évitez les glucides raffinés.

Faites des exercices cardio

Les exercices cardio sont les meilleurs pour brûler des calories et maintenir la masse musculaire maigre.

Vous devriez viser au moins 150 minutes de cardio chaque semaine. Faire du cardio à intensité moyenne aide à augmenter la fréquence cardiaque et la respiration. Cependant, ne vous surchargez pas.

Marcher ou courir, faire du vélo, nager ou danser sont de bons exercices cardio.

Entraînement de poids

La meilleure façon de maintenir la masse musculaire et de développer une masse musculaire maigre est de faire de la musculation.

La musculation ou la musculation ne doit être effectuée que pendant 20 à 30 minutes d'affilée.

Vous devriez essayer de travailler sur chaque muscle majeur au cours de chaque entraînement.

Des activités comme l'haltérophilie, les exercices isothermiques, le yoga et le Pilates sont bonnes pour vous.

Vous devriez commencer la musculation avec des poids faibles, puis augmenter le poids à chaque répétition. Commencer la routine avec des poids lourds peut entraîner des blessures.

Pratiquez la formation de poids au moins à un intervalle d'un jour. Cela donnera à vos muscles le temps de récupérer.

Dormez convenablement

Le sommeil est très important lorsqu'il s'agit de perdre du poids. Le manque de sommeil peut entraîner du stress et votre perte de poids peut s'arrêter. Un temps de sommeil adéquat assure également la libération optimale de HGH qui est une hormone de combustion des graisses majeure.

Le manque de sommeil a un impact négatif sur votre santé et votre perte de poids.

Suivre un mode de vie sain et un régime alimentaire vous permettra de perdre du poids à un rythme régulier et de le maintenir. C'est une mesure à long terme qui garantit non seulement que vous perdez du poids, mais aussi que vous restiez heureux et satisfait.

Si vous suivez un mode de vie sain, vous perdrez du poids et gagnerez également de la masse musculaire maigre. Cependant, l'objectif de votre vie ne devrait pas seulement être de perdre du poids et de rester heureux. Essayez de trouver le bonheur de toutes les manières possibles. Plus vous resterez heureux et satisfait, plus il vous sera facile de perdre du poids et de rester en forme.

Conclusion

Merci de vous être déplacé jusqu'à la fin de ce livre. Espérons qu'il a été instructif et capable de vous fournir tous les outils dont vous avez besoin pour atteindre vos objectifs de perte de poids.

L'excès de poids est un problème, mais ce n'est pas quelque chose que vous ne pouvez pas gérer sans paniquer. Réduire le poids en cas de stress et de fardeau sera difficile. La perte de poids avec des régimes à la mode et des régimes alimentaires stricts n'obtient pas les résultats escomptés.

Ce sont les choses les plus importantes que vous devez comprendre avant de commencer votre parcours de perte de poids

Combattre sa nourriture n'est pas la bonne façon de perdre du poids. Ce livre a tenté d'expliquer ce fait très simple. Si vous voulez perdre du poids efficacement et le maintenir plus longtemps, cela ne peut se faire qu'en faisant les bons choix alimentaires. La perte de poids est un processus complet. Vous aurez besoin de rassembler votre acte. Une perte de poids soutenue exigera un changement positif du mode de vie et des habitudes alimentaires.

Ce livre a essayé de montrer que ce n'est pas difficile. Vous pouvez facilement faire un changement positif dans vos choix alimentaires et cela aura un impact majeur sur votre poids.

Choisir le bon type d'aliments est plus important que d'être trop prudent quant au nombre de calories que vous consommez. Les régimes hypocaloriques ne peuvent pas avoir un impact à long terme sur votre poids. Si vous voulez réduire votre poids, vous devrez apprendre à comprendre et à accepter les qualités des aliments que vous mangez.

Ce livre met en lumière les aliments sains qui devraient être inclus dans un régime amaigrissant. Il explique également comment les bons aliments affecteront votre excès de poids.

La plupart des gens ont mené la bataille de la perte de poids sur le mauvais front. Ils ont passé beaucoup de temps à compter les calories et les graisses alors que le vrai coupable était les aliments transformés et les sucres raffinés. Ce livre explique les façons dont le sucre raffiné augmente votre poids et fait dérailler vos plans de perte de poids. Si vous devez gagner contre les problèmes de poids, vous devriez surveiller les calories vides que vous évacuez dans votre système à travers eux.

L'objectif principal de ce livre est de vous faire prendre conscience de la véritable cause du problème de l'obésité et des moyens de le contrer.

Vous pouvez très bien atteindre vos objectifs de perte de poids si vous suivez une alimentation saine et restez au plus près de la nature. Plus vous embrassez la nature dans vos aliments, meilleur sera votre contrôle de poids. En fin de compte, vous devez vous rappeler que vous ne pouvez pas gagner en agissant contre votre corps. Affamer ce n'est pas la bonne façon de devenir en bonne santé. Si vous voulez vraiment être en forme, vous devrez reprendre une alimentation saine et le reste des choses se mettrait en place tout seul.